¡Corona!
Odisea
de una
infección

¿Dónde están los médicos de familia
durante la pandemia ?

Inès D´Alena

DEDICACION

Este libro está dedicado a todo el personal médico en el mundo que trabaja incansablemente para salvar vidas.

Mi médico respondió todas mis preguntas médicas pacientemente. Al comienzo de la pandemia en abril de 2020, trató a personas infectado al virus Corona en sus hogares, que nunca olvidarán su ayuda.

CONTENIDO

Acción de gracias

ACCIÓN DE GRACIAS

Mi madrina, Franziska Pons, mi querida Paqui, se ha cuidado cariñosamente de mí desde mi infancia, a pesar de que muchos kilómetros nos separan.

Mi madrastra, Montserrat Pons, mi Montsesita, siempre fue como una madre para mí desde que se casó con mi padre.

Mis padres, Agnes y Juan Pons, que me enseñaron mucho sobre la medicina, no deben ser olvidados.

¡ Gracias !

Mi vecina Ángela Francisco Chaves ha acorralado
muchos de mis errores en este libro.

¡ Gracias !

INTRODUCCIÓN

El miércoles, 18 de marzo 2020, me mareé un poco después de levantarme. A mi pesar, el fuerte café de desayuno era simplemente agua caliente y líquida, y a cada sorbo le sobrevenía una tos más fuerte.

De repente, en mi mano derecha, entre mi pulgar y el dedo índice, noté un bulto de unos tres cm, casi redondo, que parecía un hematoma.

No podía recordar un pequeño accidente...

Cuando traté de ponerme los calcetines, también vi una gran decoloración oscura en mi dedo gordo del pie, que con total seguridad no estaba presente el día anterior.

¡Me había puesto crema después del baño y me habría dado cuenta del extraño color de mi dedo!

¡Había detectado un problema desconocido!

Muy pensativa y tosiendo, muy cansada, sin gusto ni olofato y con un mareo, di el habitual paseo mañanero con mi mascota y luego llamé el consultorio médico...

PREFACIO

Vivo en Colonia, Alemania, donde este lirbo ha sido escrito y traducido a diferentes idiomas, porque quiero compartir mi historia con mucha gente en todo el mundo.

Este libro es en una parte mi historia clínica potencialmente mortal en la primavera de 2020. Al mismo tiempo, contiene un registro de muchos eventos que han tenido lugar en todo el mundo en ese año.

Mi padre era médico de medicina general con su propia consulta y mi madre era asistente médico y técnico. Varios miembros de la familia también desarrollaban profesiones médicas.

En innumerables reuniones familiares se hablaba sobre medicina y, por supuesto, aprendí sobre ella por encima de la media. Me interesaba este tema y todavía me sigue interesando – por suerte ,como resultó durante mi enfermedad Covid-19!

Cuando enfermé en marzo de 2020, no se llevaron a cabo exámenes médicos personales relacionados con enfermedades respiratorias. Temiendo que se tratara de una infección relacionada con el nuevo virus corona, los pacientes recibian automáticamente un Certificado de incapacidad para trabajar por correo.

Este enfoque se basó en las recomendaciones de la OMS y ha sido tratado de esta manera en muchos países de todo el mundo.

En mi caso, el médico diagnosticó una "infección por gripe" después de una llamada telefónica.

Un examen personal no tuvo lugar ni antes ni después en el curso de mi enfermedad.

Yo no me veía en peligro porque físicamente estaba muy en forma y hacía deporte. Pasé mucho tiempo al aire libre con mi perro. No tenía ninguna de las condiciones preexistentes que, según la OMS y el Instituto Robert Koch en Alemania, pudieran dar lugar a problemas con la gripe o el Covid-19.

Sin embargo, el camino de mi enfermedad era completamente diferente de lo que esperaba!

Todos los medios de comunicación de todo el mundo informaban a los espectadores, oyentes y lectores sobre una posible amenaza de asfixia en hospitales superpoblados y nadie tenía una cura. Mis síntomas, sin embargo, no indicaban una infección con el nuevo patógeno como se describió anteriormente.

En ese momento, después de detectar mis extrañas dolencias, decidí escribir una "lista" de mis síntomas, que meses más tarde resultaron ser problemas comunes en las infecciones por SARS-CoV-2. ¡Esto puede llevar a la muerte sin tratamiento temprano!

Gracias a Dios, he identificado correctamente los dos síntomas particularmente peligrosos de una infección con SARS-CoV-2 durante mi curso de la enfermedad sin siquiera saberlo en el momento!

Si no hubiera crecido como hija de un médico, no los habría notado y podría haber muerto de la noche a la mañana... como otros antes!

Luché contra ellos con dos medicamentos que tenía disponible en casa. Medicamentos similares también se utilizan en los hospitales durante el tratamiento de los pacientes.

Desafortunadamente, en este momento, la enfermedad ya ha avanzado hasta el punto de que en muchos casos es difícilmente tratable...

Mis síntomas, cuyos efectos, junto con mi "autotratamiento", eran conocidos por sólo unas pocas personas en mi entorno en ese momento. Después de sobrevivir a la enfermedad, a finales de marzo de 2020, también informé a mi médico de cabecera.

Me escuchó muy atentamente y también muy asombrado, pero no pudo atribuir los síntomas descritos a ninguna enfermedad conocida.

En mayo de 2020, publiqué a través de Twitter cómo solía combatir la enfermedad.

Desde entonces, han pasado muchos meses, mis diferentes dolencias en ese momento ahora se conocen en todo el mundo como síntomas habituales de SARS-CoV-2.

Mi médico de cabecera recuerda todo lo que le dije en ese momento.

Pero personas de todas las edades en todos los continentes siguen muriendo a causa del Coronavirus

Esta es mi historia...

DE ENERO A MARZO

Desde la aparición confirmada del virus, muchas personas ya habían muerto mientras que el resto del mundo todavía no estaba involucrado.

En Alemania, tampoco era diferente.

Vivo en la ciudad de Colonia en Alemania, trabajo a tiempo completo en la industria del turismo y por lo tanto estoy en constante contacto profesional con personas de todo el mundo.

En enero de 2020, tuvo lugar en la ciudad la Feria Internacional del Mueble, que dura varios días, y en febrero, como cada año, la Feria Internacional de Confitería. Ambos son grandes eventos, las llamadas "ferias mundiales", que atraen a miles de expositores y visitantes de todos los países posibles. Los hoteles de Colonia se reservan a precios desorbitados , el metro se llena de viajeros de Asia, América del Sur y Europa. Los restaurantes y tiendas hacen una gran caja gracias a los muchos turistas y hombres de negocios.

Lo mismo se aplica, por supuesto, a la semana del carnaval, que comenzó este año poco después de las ferias. Como cada año, cientos de miles de personas acudieron a la ciudad, que luego experimentó un estado de emergencia durante una semana.

Por cierto, muchas otras ciudades de todo el mundo también albergan ferias internacionales y celebraciones de carnaval.

Mientras que los profesionales de las industrias del turismo, los eventos y la restauración teníamos mucho que hacer en condiciones normales de trabajo, mis colegas y yo nos sorprendió un número inusualmente alto de huéspedes enfermos. Por lo general siempre hay un huésped enfermo, pero este año hubo más casos de enfermedad, algunos de los cuales incluso tuvieron que ser trasladados a un hospital.

Sin embargo, las personas afectadas fueron generalmente dadas de alta rápidamente a petición propia, ya que preferían regresar a su país de origen para recibir tratamiento cerca de su familia.

Desde un punto de vista retrospectivo, me queda claro que todo tenía que venir como llegó. El virus ya había comenzado su viaje alrededor del mundo con la ayuda de las muchas personas que viajan!

A principios de año, apenas había recomendaciones o incluso instrucciones del gobierno y las autoridades sanitarias para una mejor protección contra el virus, que ya había arrasado en China, se extendia más por toda Asia y ya se encontraba en suelo europeo.

Como siempre, los aviones despegaban para transportar a innumerables personas por todo el mundo, y todos pensaban estar a salvo de la infección.

¿Por qué un virus pequeño y invisible debería impedir que la humanidad viva normalmente?

Por lo tanto, la pandemia también ganó impulso en Alemania, que no pude escapar.

DEL 09 AL 12 DE MARZO DE 2020

El lunes 09 de marzo 2020, me desperté con un dolor de cabeza frenético, que se intensificó durante el día y también se resistió a varios ibuprofeno 400.

Por radio, el presentador anunció que Italia se había declarado zona restringida debido a muchas infecciones por SARS-CoV-2 y que el primer ciudadano alemán había muerto como resultado de una infección por el virus de Corona.

Los horribles incendios forestales en Australia seguían siendo incontrolables.

Miles de personas estaban afectadas, y unos millones de animales ya habían sido quemados.

En Irlanda, todo los desfiles del Día de San Patricio fueron cancelados en todo el país.

Sin embargo, traté de realizar mi jornada laboral lo más normal posible, pero el dolor en mi cabeza lo convirtio en un infierno para mí.

Me costó concentrarme hasta en las tareas rutinarias más simples. Cada vez que sonaba el teléfono en mi escritorio, una especie de dolor relámpago pasaba por mi cerebro. A medida que se acercaba la noche, me alegró poder volver a casa. Completamente agotada, deseé poder tener una noche tranquila, relajante y incluso decidí no cenar.

A las 7 de la tarde, me acosté en la cama y vi una película antes de dormir, lo que realmente me ayudó a deslizarme en el reino de los sueños.

Estúpidamente, sentí un impulso muy fuerte de orinar durante toda la noche, lo que me hizo despertarme varias veces para entrar en el baño.

No podía creerlo y me preguntaba de dónde venía todo el líquido que salía.? No había bebido más durante el día que en otros días y por lo general solía dormir durante toda la noche.

Después de este sueño interrumpido, me desperté en la mañana del 10 de marzo 2020 sin rastro del dolor de cabeza, pero el primer estornudo después de levantarme fue sólo el comienzo de unas serie de más de cien episodios que duraron todo el día.

Como tenía una oficina para mi sola, mis colegas no tenían que preocuparse por el contagio y seguí trabajando lo más normal posible. La necesidad de orinar era tan fuerte como la noche anterior, y pensé brevemente en una cistitis.

Alrededor del mediodía, mis ojos comenzaron a picar, y en el espejo, noté un fuerte enrojecimiento de mi conjuntiva. Obviamente un resfriado me estaba esperando, pero no vi la necesidad de acudir al médico.

El martes siguiente, 11 de marzo 2020 trajo una nueva sorpresa - no más estornudos, incluso el fuerte impulso de orinar había desaparecido por completo. En cambio, tenía dolor de garganta que me hizo pensar en amigdalitis! Incluso mis oídos se vieron afectados. El auricular del teléfono en mis oídos era apenas soportable! Afortunadamente, mis ojos habían perdido su enrojecimiento y ya no dolían.

Me preguntaba sobre el curso de la enfermedad, pero no estaba preocupado por ello, porque no estaba peor, sino que sólo era diferente cada día y dominaba mi día de trabajo como siempre.

Mis colegas mantuvieron su distancia de mi oficina y yo de ellos, así como de los clientes.

Durante el día, supe por radio que la OMS había declarado una pandemia mundial debido a la propagación del SARS-CoV-2, ya que muchos países habían notificado cada vez más infectados y muertes.

Mientras me acosté a dormir esa noche, en secreto me pregunté qué me esperaba después de mi despertar.

Lo primero que sucedió el 12 de marzo de 2020, justo después de levantarse, fue inesperado. Un ataque de tos terrible me golpeó, y me sacudió. Incluso un cuarto de hora más tarde, no pude cepillarme los dientes sin dejar el cepillo de dientes varias veces, porque el estímulo para tos era simplemente demasiado fuerte.

Sin embargo, milagrosamente todas las demás dolencias habían desaparecido!

Mientras bebía mi primer café del día, reflexioné sobre las dolencias que cambiaban a dirario: dolores de cabeza, estornudos, urgencias urinarias, dolor de garganta, dolor de ojos y oídos y tos...

Pero como los sintomas cambiaban a diario no se produjeron juntos, decidí continuar mi actividad profesional.

Esta vez, sin embargo, tuve verdaderas dificultades para hacer cualquier trabajo, porque incluso el simple servicio telefónico ya no era posible debido a los ataques de tos, que se volvieron cada vez más violentos en el transcurso de la mañana.

El dueño de la empresa me llamó y después de una breve charla, decidió enviarme a casa o al médico inmediatamente. Temía que yo podría haber contraído la gripe y no quería perder más personal debido a una enfermedad, de lo contrario habría tenido que intervenir debido a la falta de personal.

No protesté, empaqué mis pertenencias y me despedí de mis colegas, que me deseaban lo mejor.

Poco antes del cierre del consultorio de mi médico, llegué a la recepción donde el miembro del personal me instó a ir a casa inmediatamente para llamar al médico desde allí y no volver al gabinete médico mientras estuviera enferma.

Me sorprendió mucho porque mi padre había sido médico con su propio consultorio y a lo largo de mi vida, sólo había experimentado que los médicos se ocupan de los enfermos personalmente.

Ese día, sin embargo, todo fue diferente...

Me quedé asombrado y tosiendo, cuando mi mé-dico de cabecera poco después en el teléfono explicó que el procedimiento de su práctica se basó en las recomendaciones del Instituto Robert Koch (RKI). Este es el centro sanitario de la enfermedad en Alemania.

En la actualidad, sólo deben realizarse "examenes" telefónicos en todos los pacientes con enfermedades respiratorias. Se debe enviar por correo un certificado de incapacidad laboral para evitar posibles infecciones por el Coronavirus. También había algunas preguntas especialmente trabajadas que tenía que responder.

Las respuestas deben ayudar a averiguar una posible infección con SARS-CoV-2.

Las preguntas fueron:

1) ¿Ha estado recientemente en un área de riesgo?
2) ¿Tuvo contacto con una persona infectada?

3) ¿Tiene fiebre?

Respondí negativamente las tres preguntas, pero como empleada de un hotel con tráfico público constante, todavía le dije a mi médico de cabecera que muchas personas de zonas de alto riesgo estaban cerca de mí.

El metro de Colonia también estaba lleno de gente de todo tipo de países!

¿Y cómo iba a saber si no había una persona infectada entre ellos que no lo supiera él mismo?

Además, no he tenido fiebre desde mi infancia pero a lo sumo aumento de la temperatura.

Como tuve que toser varias veces durante la llamada telefónica, el médico, que también era neumólogo, se dio cuenta de que era una tos productiva la que me afectaba. Sin embargo, la tos corona típica se describió como seca.

Por lotanto, no encajaba bien como la negación de las preguntas, al cuadro clínico de los infectados con SARS- CoV-2.

Cuando propuse una prueba de PCR, me dijo que no la tendría. Habría una escasez global y por el momento no habría ninguna razón objetiva para las pruebas. Atribuiría los síntomas a una infección similar a la gripe y yo recibiría un certificado de incapacidad de siete días por trabajo por correo.

Debería tomar un jarabe para la tos que adquirí en la farmacia y llamar de nuevo en caso de deterioro. No tendría que preocuparme, porque según la oficina de salud en Colonia, sólo había unas 60 personas infectadas con el virus Corona.

Básicamente, estuve de acuerdo con él, ya que también había leído esto en el periódico y así terminó la conversación telefónica con deseos sinceros de recuperación.

Tomé a mi perro y dimos un paseo hasta la farmacia más cercana donde compré el jarabe par la tos recomendado. De camino a casa, pensé en cómo pasar los próximos días. ¿La molesta tos que me atormenta sería reemplazada por otra cosa? ¿O tal vez se agregaría algo nuevo?

Por la noche surfeé por Internet y después de leer, pedí las primeras mascarillas respiratorias de mi vida! Aunque obviamente sólo tenía una infección similar a la gripe en este momento, tampoco quería arriesgarme a una súper infección. Después de todo, el nuevo virus Corona también estaba entre nosotros. Si el cuerpo tiene que luchar contra dos patógenos al mismo tiempo, esto puede conducir rápidamente a la sobrecarga.

Los pedí directamente en China, porque la forma asiática de contener la pandemia me pareció la correcta y había especímenes interesantes allí.

Se trataba demáscaras de Nano-plata cuya característica especial es matar bacterias y virus a través de un recubrimiento especial con partículas de plata. El factor de protección especificado fue del 94%. El precio de las mascarillas era aceptable con tres euros/pieza, sobre todo porque podían lavarse trenta veces antes de que las partículas de plata perdieran su efecto. Además, decidí retirarme de todo hasta mi recuperación y solo salir al aire libre con mi perro.

Después de un último sorbo de jarabe para la tos, pasé una noche muy inquieta...

DEL 13 AL 15 DE MARZO DE 2020

A la mañana siguiente, me sentí como si me hubieran atropellado porque a menudo me despertaba por la noche debido a la tos muy fuerte y éste continuó acompañándome incluso después de levantarme.

Pero aparte de un ligero dolor de cabeza, estaba bien.

La noticias informaron de los cierres de guarderías y escuelas en toda Alemania.

Después del primer paseo por la mañana con mi perro, fui rapidamente al supermercado más cercano para abastecerme de comida durante las próximas dos semanas. Era viernes 13 de marzo, y el supermercado estaba bastante lleno.

Elegí especialmente muchas frutas y verduras con alto contenido de vitamina C debido a la salud. Chocolate, mazapán y patatas fritas para el factor de bienestar, así como pan de grano, queso y huevos orgánicos.

Decidí cocinar con un toque chino y compré leche de coco, extra sharp chilly- especias, así como brotes de soja y champiñones.

La cola de personas que esperaban en la caja era larga y tuve tiempo suficiente para planificar mentalmente los días siguientes. Estaba muy feliz de tener una nariz libre, podía respirar bien y no tenía otras nuevas molestias y comencé a esperar una semana de descanso en casa.

Pasé la mayor parte del día frente al televisor, sólo interrumpido por dos cortos paseos con mi fiel amigo de cuatro patas.

Además, la noche fue relativamente libre de problemas, ya que el jarabe para las tos surgió efecto.

El fin de semana siguiente del 14 y 15 de marzo 2020 fue muy tranquilo, sin más sorpresa sobre las nuevas dolencias.

Todo lo que me quedaba era la tos que se había vuelto más fuerte, pero de lo contrario pasé tiempo con mi perro al aire libre en ambos días. Hacía frío, pero soleado, apenas había viento y quería repostar vitamina D.

Cuando era niña, mi padre me había enseñado lo importante que es la vitamina solar para la salud. Siempre había insistido en ir al aire fresco tanto como fuera posible, incluso en caso de enfermedad, y ventilar mucho en casa con el fin de obtener los virus / bacterias emitidas durante estornudar y tos salir de la casa.

En mi apartamento, todas las ventanas estaban inclinadas, de modo que había un intercambio constante de aire y esto también benefició mi todavía existente dolor de cabeza.

El 14 de marzo 2020 se declaró en España el estado de emergencia.

En Francia sólo se permitió que empresas sistémicamente importantes como supermercados, bancos y farmacias permanecieran abiertas.

Hablaba por teléfono con mi familia en España los dos días para averiguar sobre la grave situación allí, que se estaba poniendo cada vez peor. También hablé con mis amigos en Francia, donde había vivido durante muchos años para preguntar sobre su bienestar. Independientemente el uno del otro, todos encontraron mi tos horrible y me hablaron de las condiciones caóticas en los respectivos países.

Cada día, había más muertes, todas las cuales fueron causadas por SARS-CoV-2, y todavía nadie entendía exactamente qué causaba el virus en el cuerpo humano. Los hospitales estaban totalmente abarrotados y las personas infectadas morían de la noche a la mañana, sin razón aparente.

Todos con los que hablaba se habían aislado ellos mismos y solo abandonaban el apartamento para ir a la compra. Me sorprendió, sobre todo porque mi vecina italiana sólo tenía cosas malas que contar también de su país. Las escenas de los camiones llenos de muertos se extendieron a través de la televisión, pero mi relación personal con ella aumentó el efecto de estas imágenes muchas veces.

El domingo a mediodía, 15 de marzo 2020, decidí cocinar previamente para los próximos días, de modo que si fuera necesario, sólo tendría que sacar las porciones ya terminadas del congelador y calentarlas.

Fideos cocidos, puse una mezcla de verduras en una sartén profunda y vertí leche de coco. Como especias tomé sal y el "Chili extra picante"y dejé que se cocinara todo a fuego lento durante 20 minutos. En el medio, lo probé y añadí Chili varias veces, ya que su sabor era apenas perceptible.

Estaba enfadada por mi compra porque había imaginado algo diferente bajo "Chilly-extra picante".

Después de casi la mitad del paquete de especias se había consumido, finalmente encontré el cocinado delicioso, luego comí parte de él como almuerzo y congeló el resto. Aunque me sentía más débil de lo habitual, mi condición, aparte de la tos y el ligero dolor de cabeza, era como de costumbre.

El presentador de las noticias recordó que Australia había cancelado el Campeonato Mundial de Fórmula 1. En Austria, el Parlamento decidió un toque de queda y una prohibición de la asamblea. La mayoría de todas las empresas comerciales y de servicios tenían que cerrar.

DEL 16 AL 18 DE MARZO DE 2020

El primer café del día siempre ha sido muy importante para mí. Me gusta muy fuerte con una pizca de leche y junto con una dosis de nicotina de mi cigarrillo electrónico.

Este lunes por la mañana, 16 de marzo 2020, tuve que reforzar el café con dos cucharadas de café instantáneo para poder saborear algo.

Además había un sabor adicional que era indefinible. De alguna manera extraño, desconocido, metálico...

Después hice dos huevos orgánicos y cuando me los comí con sal, sucedió lo mismo que antes : no sabía a nada y sólo me quedaba un sabor metálico extraño y ligero en mi boca!

Después de esta extraña experiencia, que realmente no tiene absolutamente ninguna similitud con el "sabor" de papel" de los alimentos en caso de una gripe o una infección similar a la gripe, al principio estaba perplejo.

Aunque mi nariz estaba absolutamente libre, el sentido del olfato parecía no funcionar, ya que no había notado el olor del café al preparar. Normalmente, el olor a café se movía a través de mi apartamento, pero hoy faltaba - ¿qué fue eso?

Decidí seguir observando estos síntomas, pero como no me dolía nada o parecía ser algo malo a primera vista, tampoco me parecía peligroso.

Por suerte, no pude observar un problema con mis pulmones, mi respiración era normal y mi oxímetro de pulso me confirmó un contenido de oxígeno del 99% en mi sangre. Así que, primero todo parecía estar bien!

La Radio de Colonia informó de los cierres de las empresas en toda Alemania, dicho cierre estaba destinado a frenar la propagación del virus.

Los empleados afectados continuaron trabajando en casa o fueron enviados al paro.

La mayoría de las guarderías y las escuelas habían estado cerradas durante varios días y todos los eventos importantes, como ferias habían sido cancelados.

El número de personas infectadas aumentaba a diario y hubo un debate a nivel gubernamental sobre medidas drásticas para combatir definitivamente a SARS- CoV-2, hasta que el Gobierno Federal anunció a los ciudadanos un inminente cierre en Alemania a partir del 23 de marzo de 2020.

Varios países europeos ya habían cerrado sus fronteras a todos los viajeros con el finde controlar mejor lo que estaba sucediendo en su país.

Se produjeron atascos de unos 100 km en las fronteras, ya que los camiones con entregas de todo tipo seguían estando permitidos.

Los Estados Unidos de América ya se habían aislado del resto del mundo, al igual que Australia, Nueva Zelanda y Asia, habida cuenta del aumento diario del número de personas infectadas allí.

En el continente africano, el sur se vio particularmente afectado por el virus Corona.

Por la primera vez en la historia moderna, las congregaciones de creyentes ya no estaban permitidas en iglesias, mezquitas y sinagogas.

Después de un día soleado y fresco, cuando el aire de la ciudad me parecía claro y puro como nunca antes, preparé una porción de mi comida congelada para la cena. Unas cuantas cucharadas de la misma fueron suficientes para recordarme el alcance de mi pérdida de sabor. A pesar de una gran cantidad de especias "Chilli-extra- picante" no podía probar NADA y sólo la consistencia de los diferentes ingredientes marcaba la diferencia entre mis dientes.

Me comí toda mi comida, pero sólo porque sentí una sensación débil en mi estómago. Lo estaba interpretando como hambre y después de eso me fui a dormir temprano. Los dolores de estómago que ocurrieron por la noche, me despertaron y fueron el presagio de una diarrea severa que duró todo el día del 17 de marzo 2020.

Por la fuerza, pasé la mayor parte del día en casa, tomando una tableta contra diarrea y además tomando otra para combatir el dolor de estómago. Tal vez mis dolores vinieron debido al "Chili extra picante" cuyo sabor ni siquiera podía percibir.

Por la noche, la diarrea había terminado, al igual que el dolor en mi estómago. Sólo la tos, como la pérdida del olfato y el sabor, persistió. Me sentí bastante aturdida y después de un baño con mucha espuma, me fui a dormir temprano.

Mi perro vino a visitarme a menudo durante este tiempo, porque sentía que yo no me encontraba muy bien.

El miércoles, 18 marzo 2020, me mareé un poco después de levantarme. A mi pesar, el fuerte café de desayuno era simplemente comó agua caliente y líquida, y a cada sorbo le sobrevenía una tos más fuerte.

De repente, en mi mano derecha, entre mi pulgar y el dedo índice, noté una decoloración oscur de unos tres cm, casi redondo, que parecía un hematoma. No podía recordar un accidente...

Cuando traté de ponerme los calcetines, también vi una gran decoloración oscura en mi dedo gordo del pie, que con total seguridad no estaba presente el día anterior.

¡Me había puesto crema después del baño y me habría dado cuenta del extraño color de mi dedo! ¡Había detectado un problema desconocido!

Muy pensativa y tosiendo, muy cansada, sin gusto ni olofato y con un ligero mareo, di el habitual paseo mañanero con mi mascota y luego llamé el consultorio médico.

Sin embargo, él no estaba presente y por eso hablé con su asistente médico. Describí mis síntomas en los últimos días y pedí un nuevo certificado de baja laboral y un examen personal. El médico no vio ningún peligro inminente para mí en mis síntomas, pero por supuesto, yo sería libre de ir a un hospital. ¡Una visita personal a la consulta no sería posible de ninguna manera!

No vi ninguna razón para ir al hospital, pero no pude encontrar mi condición normal.

Después, llamé a amigos y familiares en casa y en el extranjero hasta el mediodía. De repente, vi que varios bultos grandes y con picazón se habían formado en mi antebrazo derecho. Esta imagen de la enfermedad era bien conocida para mí, pero no tenía nada que buscar en este día de marzo fresco!

Desde mi juventud, he sufrido de una alergia muy rara llamada calor y presión urticaria, que sólo aparece cuando hay demasiado calor / presión.

Una alergia es siempre un signo de un sistema inmunitario excesivo que reacciona con demasiada fuerza a ciertas sustancias o estímulos que son completamente banales. Muchas alergias graves, incluida la mía, a menudo se tratan con cortisona, ya que "apaga" el sistema inmunitario y combate la inflamación. Los casos más ligeros a menudo se tratan con un antihistamínico.

Ahora estaba realmente alarmado, especialmente porque parecía que el "punto azul" en mi mano derecha había aumentado durante la mañana. Tomé una lupa de sello y miré el "hematoma" que había aparecido de la noche a la mañana sin razón aparente, así como en mi dedo.

De repente, un pensamiento me pasó, lo que me hizo estremecer! Para comprobar mi mala inspiración, me pinché en un dedo con una aguja de coser calentada y la gota de sangre que salió, tenía la consistencia del jarabe. Ahora estaba bastante seguro...

Definitivamente tuve un problema con mi coagulación de la sangre, que por lo general siempre estaba dentro del rango de normas y estaba obviamente en el rango alto en el momento! Afortunadamente, como hija de un médico, sabía sobre el peligro mortal de los coágulos de sangre, que podrían, entre otras cosas, desencadenar trombosis y embolia, lo que resulta en un ataque al corazón o un accidente cerebrovascular.

¡De repente y sin previo aviso!

Inmediatamente corrí al baño donde guardo mi medicación, ingiri tres tabletas de aspirina 500mg, que como un diluyente de mi sangre se suponía que disolver los coágulos. La aspirina no solo es un analgésico, sino también un anticoagulante.

También decidí tratar mi urticaria de rápida propagación con una dosis de 5mg de prednisona, una preparación de cortisona.

Básicamente, uno NO debe suprimir el sistema inmunológico durante una enferme- dad, como debería y debe formar anticuerpos contra el patógeno existente, pero para mí me pareció lo único correcto.

Había estado enfermo durante nueve días desde que aparecieron los primeros síntomas y no había habido mejoría, pero sólamente aparecieron nuevos síntomas extraños. Los anticuerpos, contra lo que sea, deberían haberse formado hace mucho tiempo.

Obviamente, mi sistema inmunológico se enfrentó a "algo" que lo estiraba demasiado. De lo contrario, mi rara alergia no habría estallado y así que me senté frente a mi portátil para registrar todos los síntomas que ocurrieron desde el primer día de mi enfermedad.

Día 1: Dolores de cabeza muy fuertes y ganas
     de orinar
Día 2: urgencia continua de orinar y
     estornudos continuos
Día 3: Dolor grave de garganta, dolor de oído, dolor
     de ojos rojos
Día 4: Tos grave, dolor de cabeza leve
Día 5: Tos grave, dolor de cabeza
Día 6: Tos grave, dolor de cabeza
Día 7: Tos grave, dolor de cabeza

Día 8: Tos grave, dolor de cabeza, dolor de
        estómago, pérdida de sentido del olfato
        y el gusto
Día 9: Tos grave, dolor de cabeza, pérdida del
        sentido del olfato y el gusto, Diarrea
Día 10:Tos grave, dolor de cabeza, pérdida del
        sentido del olfato y el gusto, mareos,
        "hematoma / coágulos de sangre",
        Urticaria

La pérdida total del sentido del olfato y el gusto y la formación de "hematomas / coágulos de sangre" no eran comparables a cualquier otra enfermedad que yo era consciente de. Junto con el trastorno inmunológico aparente, los síntomas no encajaban con una infección con el nuevo virus corona también, como se describe hasta ahora.

Incluso en Internet, después de unas horas de investigación, no pude encontrar ninguna información al respecto, así que decidí continuar mi propio tratamiento basado en un trastorno inmunológico con coágulos de sangre.

¡Esos dos síntomas podrían volverse muy peligrosos para mi vida!

Para promover el adelgazamiento de mi sangre, bebí un litro de agua en 5 minutos. Después, fui durante dos horas a dar un paseo en el verde, que deleitó a mi amigo de cuatro patas y me agotó por completo.

Pero el ejercicio es mejor que que quedes quietos cuando hay coágulos sanguíneos.

Después de nuestro regreso era casi 5 de la trade y apenas había comido nada antes. Sin embargo, no tenía hambre y no podía probar nada de todos modos. Inspeccioné el "hematoma" en mi mano de nuevo por lupa y descubrí que no se había extendido más. El borde, que había pintado con un bolígrafo después de su descubrimiento, todavía encajaba.

La urticaria en el brazo se había encogido y por lo menos la cortisona golpeó.

Con sentimientos encontrados, me hice un sándwich de queso para preparar mi estómago para las próximas tabletas de aspirina y cortisona.

Como en los días anteriores, sólo la consistencia de mi cena era reconocible. ¡Nada de gustos! En términos de sabor, podría haber sido la corteza de árbol!

Esa noche, tomé 1000mg de aspirina y 5mg de prednisona antes de prepararme para una noche sin dormir. En vista de los coágulos de sangre, me pareció importante mantenerme despierto. Por lo tanto, podría llamar a un médico de emergencia inmediatamente en caso de un posible deterioro nocturno. Me senté en la sala de estar, donde tomé la dosis de mi jugo de tos, que al menos me trajo un poco de alivio.

Luego pasé el tiempo hasta las dos de la mañana buscando en Internet informes de síntomas o historias similares de corona, recorriendo las noticias de otros países.

Me sorprendió leer sobre el aplazamiento del Campeonato Europeo de Fútbol hasta el verano de 2021, el enorme regreso del Foreign Office alemán de alrededor de 160.000 turistas de todo el mundo, la prohibición de entrada impuesta por la UE y controles muy estrictos en las fronteras exteriores de la UE.

Italia era el país con las tasas de mortalidad más altas hasta la fecha y, al igual que España y Francia, ya había impuesto un cierre estricto y algo similar probablemente no pasaría por Alemania.

Un cierre casi completo de la economía junto con una "cuarentena en casa" para cualquiera que no tuviera que salir de su casa por razones convincentes fue el estándar de cierre en estos países. La oficina en el hogar se convirtió en la nueva norma siempre que fue posible, así como una vida en gran parte de bajo contacto con el fin de infectar a ninguna otra persona como sea posible. De los países gravemente afectados por el virus Corona, los pacientes muy enfermos de Covid-19 fueron llevados a Alemania por avión, porque no tenían ninguna posibilidad de sobrevivir en su país de origen debido a la falta de lugares de cuidados intensivos en el lugar.

Alrededor de las 2:00 de la mañana, miré mi mano derecha y el "hematoma" parecía haberse vuelto más pálido. La misma imagen me ofrecía el dedo del dedo del dedo y la urticaria estaba a punto de desaparecer lentamente.

Respiré profundamente y esperé una mejora. Para mantenerme despierto, me hice un café que, como de costumbre en los últimos días, no tenía mocos de sabor, pero con su contenido de cafeína logró el efecto deseado. Armado con mi cigarrillo electrónico, volví a Internet y leí todos los artículos que pude encontrar sobre SARS-CoV-2 hasta la madrugada del 19 de marzo de 2020.

DEL 19 AL 22 DE MARZO DE 2020

Después de una noche de vigilia, tomé otros dos comprimidos de aspirina 500mg y una tableta de Prednisona 5mg a las seis de la mañana, antes de entrar en el parque en la oscuridad con mi nariz de piel.

Este está ubicado en el lado opuesto de la calle de mi apartamento, es pequeño y a veces superpoblado, pero muy práctico para mí como propietario de un perro. Desde mi apartamento, tengo una hermosa vista verde desde cada ventana, lo que me hace olvidar el centro de la ciudad de colonia. Por suerte, no encontré a ninguna otra gente y pude ver un gran amanecer con nubes rosas mientras estaba sentado en un banco. Me dedico a mi perro, que felizmente corré a través de la pradera.

Desde que no tenía apetito, y mucho menos hambre, no comí nada excepto dos huevos duros durante el día, pero por la noche, tomé de nuevo una tableta de aspirina 500 mg y una de prednisona 5mg.

Tuve que cerrar la dosis porque mientras tanto, se había producido una clara disolución de los "hematomas". Para mí, era la prueba de que las "manchas azules" eran coágulos de sangre. Aunque todavía reconocí el "hematoma" en mi mano y dedo del frente, el éxito de mi propio tratamiento fue inconfundible.

Sin embargo, la coagulación no debe ser anulada, porque esto podría conducir a otros problemas en caso de un posible accidente con pérdida de sangre. Podría ser difícil detener el sangrado.

Sólo se planeó una normalización de mi coagulación de la sangre.

Por supuesto, gracias a la dosis alta de aspirina, los dolores de cabeza también habían desaparecido, la urticaria agonizantemente picazón también se despidió y vitoreé la cortisona, que había combatido la inflamación obvia.

Tranquilamente, me despedí del día y comencé la noche con una película de fantasía para relajarme antes de dormirme.

El viernes 20 de marzo fue el comienzo calendárico de la primavera en 2020 y justo después de levantarme, aprendí a apreciar la ausencia de mi sentido del olfato. Había dormido tan profundamente después de la noche despierta, que no había notado sus esfuerzos para despertarme.

Por lo general, se puso en contacto con migo cuando tenía que salir para sus necesidades, pero esta vez, el había distribuido las heces en todo el apartamento. Aparentemente, no quedó nada más en sus intestinos. El no quería salir, cuando me puse el abrigo y abrí la puerta del apartamento.

Así encí la radio, agarré un cubo y inicié una operación de limpieza. Como propietaria desde hace mucho tiempo de varias mascotas, tenía una cubierta de piso insensible, lo que hizo el trabajo de limpieza fácil para mí.

Pero lo que fue realmente impresionante fue que no olía absolutamente NADA, aunque la cantidad de su legado era inmensa! El hecho de que una pérdida tan total de mi sentido era posible, me abrumó! Hasta ahora, no había notado realmente la ausencia de mi capacidad olfativa, pero sólo estaba contento por el aire fresco y puro en Colonia y echaba de menos el olor a café amado.

Lo que me llamó la atención.fue la falta del sentido del gusto.que noté negativamente todos los días. Añadido a este sabor de metal subliminalmente permanente, extraño, que persistió a pesar de minutos de cepillado de dientesMientras yo estaba recibiendo mi apartamento limpio, mis pensamientos fueron sobre la falta de sentido del olfato. En los últimos días, me había dado cuenta una y otra vez con asombro de cómo puro "olía" nuestro aire del centro de la ciudad sin gases de escape y encontré esta condición realmente grande.

Y en mi situación actual, no sólo era propicio, sino agradecido de no haber percibido el olor de sus heces. La única pregunta que me hice fue: ¿Cuánto durará esta pérdida total de mi capacidad olfativa? La falta de sabor era definitivamente más importante para mí y lo deseaba de vuelta tan pronto como sea posible - ni para probar la comida ni la bebida, es realmente ninguna diversión! ¿Dónde estaba el disfrute? No pude encontrar nada positivo en ella...

Después de terminar la limpieza, me hice un café que no sabía nada como de costumbre, pero todavía sentía el efecto de la cafeína. Ahora, me di cuenta de que mi mano derecha parecía completamente normal, no hay rastro del "coágulo de sangre / hematoma". Lo mismo también afectó a mi dedo del pie, que, por supuesto, inmediatamente examiné en detalle. Sin embargo, no quería detener mi propio tratamiento y me receté 500mg de aspirina y una dosis de prednisona 5mg para el día, como para no arriesgarse a un contratiempo.

En general, me sentí mucho mejor que los días anteriores, que por desgracia no se aplica a mi amigo de cuatro patas, que pasó la mayor parte del día en su cama para perros, tan cansado como yo había estado.

Sólo por la noche, mejoró y en el curso de un paseo en el crepúsculo, recogí dos bolsas de heces con al menos heces semisólidas.

Esos, también, eran completamente inodoros...

Mi compañero de toda lata época incluso quería jugar y yo estaba feliz de la mejoracion su condición general.

El 21 de marzo de 2020 no trajo ningún síntoma nuevo o una mejora en mi tos, pero en general, me sentí más en forma y más emprendedor. Lo mismo era cierto para mi perro y así que pasamos otra vez un tiempo lejos de otras personas en el aire fresco y nos dejamos ver por el sol.

La aspirina y la cortisona continuaron siendo mi método de tratamiento y el efecto positivo en mi estado general fue notable.

El fin de semana, repetí la dosis baja diaria de los dos fármacos y miré más de cerca el inminente cierre de Alemania, que era único en la historia.

La mayoría de los países del mundo estaban más o menos en la misma situación y durante días apenas ha habido ninguna operación de vuelo internacional. Se había vuelto notablemente más tranquilo en la ciudad de Colonia.

El domingo 22 de marzo 2020, el gobierno federal anunció la prohibición del contacto para ayudar a contener la pandemia. Todas las colecciones de más de dos personas de hogares diferentes fueron prohibidas a partir de ahora y podrían estar sujetas a sanciones drásticas de hasta 25.000 euros por infracciones o violaciones de cuarentena. El catálogo de multas lanzado en los días siguientes debía ser aplicado por la policía y la policía.

DEL 23 AL 27 DE MARZO DE 2020

Cuando el cierre comenzó oficialmente el lunes 23 de marzo de 2020, estaba en el camino hacia la recuperación y me desperté por la mañana sin un ataque de tos. Todavía tenía la tos, pero en una medida tolerable. Si aún no olía el café de filtro, y por desgracia, todavía no probaba al amado relojero. Pero eso no me asustó, me había acostumbrado mientras tanto.

Decidí pasar el día mirando la ciudad de Colonia en estado de emergencia y después de la ronda obligatoria con mi perro, me senté con mi compañero en el coche. Eran alrededor de las 10 de la mañana y apenas había coches en las calles de Colonia a pesar de la hora punta.

Todas las carreteras principales de la ciudad, así como los puentes fueron barridos como vacíos. En la orilla derecha del Rin, la misma imagen apareció en todos los grandes ejes e incluso los parques estaban desiertos, por lo que pude juzgar desde mi coche. Por lo tanto, la ciudad por lo general sólo se experimentó en la mañana de Año Nuevo!

Aparentemente, la mayoría de la gente había respondido a las apelaciones del gobierno federal. Se instó a todos los ciudadanos a abandonar su apartamento sólo para hacer mandados urgentes y a mantener el menor contacto posible.

La oficina en casa, la educación en el hogar y el trabajo a corto plazo se convirtieron en el nuevo estándar en Alemania, ya que sólo las instituciones y tiendas "sistemalógicamente importantes" permanecieron abiertas. Se formaron largas colas frente a los supermercados porque sólo un cierto número de personas podían comprar al mismo tiempo, por lo que se podía respetar la distancia mínima prescrita de 1,50 métros.

Las personas que llevaban máscaras apenas eran visibles, ya que las máscaras estaban reservadas para el personal médico. Había una escasez mundial de equipos de protección de todo tipo.

Estaba muy feliz de haber comprado para la próxima semana siguiente y no tenía que mezclarme con la gente. Además, en muchos supermercados, los estantes fueron barridos como vacíos: sin harina ni levadura, ni leche ni azúcar, casi pasta ni arroz. Incluso los platos enlatados, productos congelados, artículos de higiene como jabón, desinfectante y champú para el cabello se agotaron. ¡Los fabricantes de papel higiénico registraron probablemente las ventas más altas en la historia de su empresa!

Los días 24 y 25 de marzo 2020, volví a pasar tiempo en mi coche para conducir por la ciudad para fotografiar las calles y plazas vacías.

Estaba paseando a mi perro en el verde y el agua en el Rin, que es el río más grande de Europa, me pareció tan azul y claro como nunca! ¿Quizás por el envío descontinuado?

El canto de los pájaros se podía escuchar mucho más claramente que antes del cierre, ya que ningún tráfico ruidoso los ahogó.

Rara vez conocí a otros caminantes y si es así, fue otros propietarios de perros. Me pareció fantástica la calma prevaleciente y la pureza del aire.

Como era mucho mejor en términos de salud, comencé a disfrutar de mi vida "desempleada". Al igual que millones de ciudadanos que estaban trabajando a corto plazo, por primera vez, tuve la posibilidad de ocuparme de mis preocupaciones personales.

Estaba skyping con amigos para verlos, hice una limpieza profunda de mi coche y decoró mi apartamento.

Encontré el momento de leer un libro y decidí escribir uno yo mismo en la ocasión.

La mayoría de los síntomas relacionados con la enfermedad habían desaparecido, sólo la tos y la pérdida del sentido del olfato y el gusto se mantuvieron sin cambios.

Mientras tanto, Japón canceló los Juegos Olímpicos de 2020 y lo pospuso hasta el verano de 2021.

En los Estados Unidos, el Senado aprobó un paquete de estímulo de billones de dólares, y el gobierno alemán prometió ayuda económica a empresas, trabajadores autónomos y trabajadores de corta duración, que totalizaron alrededor de 160 mil millones de euros.

Por primera vez, en España hubo más muertes de Corona que en China. En la India una violación de cuarentena fue castigada con dos años de prisión.

En Inglaterra, la infección del príncipe Charles, que entró en cuarentena, se hizo conocida.

El Primer Ministro Boris Johnson también golpeó el virus - hasta ese día, el gobierno aún no había emitido ninguna salvaguardia especial, pero eso iba a cambiar después de la enfermedad del Primer Ministro. Pasó varios días en cuidados intensivos luchando con la muerte, antes de introducir medidas de protección intrusivas para el país inmediatamente después de su recuperación. En Alemania, también, más infecciones SARS-CoV-2 ocurrieron diariamente y, trágicamente, más y más personas murieron.

El viernes 27 de marzo de 2020, conocí a mi médico de cabecera, que estaba esperando frente a una panadería para la admisión. Estaba feliz de verlo y le conté sobre mi increíble enfermedad y sus extrañas dolencias.

Me miró con ojos grandes cuando se enteró de la pérdida total de mi sentido del olfato y el gusto. Me explicó que estos síntomas fueron considerados mientras tanto como un indicio significativo de infección con el virus corona.

Me quedé sin palabras antes de hacer un grito de ovación! Aparentemente había tenido esta enfermedad y la derroté... pero muchas preguntas sin respuesta se mantuvo!

¿Por qué no tuve una neumonía, que se suponía que era la característica principal de Covid-19?

¿Y qué hay de los otros problemas que tuve en los últimos 14 días?

¿También se les conocía como un signo de una infección con SARS-CoV-2?

Describí exactamente cómo había identificado los coágulos de sangre y los traté con aspirina. Hice lo mismo con respecto a mi tratamiento con cortisona, que había tomado debido a mi sistema inmunológico obviamente exuberante.

Mi médico no pudo clasificar estos dos "problemas" como conocidos síntomas de Covid-19. Me aseguró que no había leído sobre ellos en la literatura médica ni había oído hablar de ellos a cambio de colegas.

La profunda certeza interna que se extendió dentro de mí en ese momento fue que mis observaciones explicarían todo el curso de la infección a menudo mortal de SARS-CoV-2.

¡Insté a mi doctor a no olvidar lo que le había dicho!

Si tuviera otros pacientes con dolencias similares, un anticoagulante sería el primer enfoque del tratamiento para evitar la trombosis y la embolia potencialmente mortales en los pacientes.

Estaba seguro de que el virus corona ataca el sistema inmunológico de alguna manera o incluso asegura que hace más daño que bien a los afectados. Mi curso de la enfermedad también llevó a pensar en una infestación del cerebro y el sistema nervioso central con el virus.

La enfermedad no afecta sólo los pulmones, sino también otros órganos! Mis riñones habían excretado una cantidad extremadamente alta de líquido al principio de la enfermedad, lo cual era completamente anormal para mis condiciones.

¿Fue sólo mucha suerte que mi función pulmonar no se hubiera restringido, o tal vez le debía mi vida a la aspirina y cortisona en dosis altas?

Tal vez el virus causó los mismos problemas en innumerables people en todo el mundo!?

Para estar seguro de que él entendió correctamente, repetí mi idea enfáticamente. Estaba asombrado de mi informe, que no debería olvidar en el futuro.

Nos despedimos muy pensativo y lleno de nuevas impresiones.

DEL 28 DE MARZO A OCTUBRE DE 2020

Hacia el final del mes de marzo, me sentí saludable de nuevo, excepto por la tos restante, y mi sentido del olfato estaba de vuelta de nuevo, así como el sentido del gusto!

A principios de abril, tuve que aprender sobre dos muertes en mi círculo de conocidos, así como un curso muy grave de enfermedad en un niño pequeño de cuatro años.

En abril, los hospitales fueron acordonados como una fortaleza y las visitas a los enfermos estaban prohibidas. El niño ha tenido que pasar varias semanas solo en un hospital, lo cual es una experiencia terrible a esta edad. Su malestar inicial no indicaba una infección con SARS-CoV-2. Sólo una prueba trajo certidumbre, pero su curso de la enfermedad era muy diferente de lo que era generalmente el caso en los adultos.

Comenzó con dolor de estómago, vómitos y diarrea. En el curso posterior de su enfermedad, se añadieron otros problemas, en los que los médicos vieron una similitud con una enfermedad llamada "Síndrome de Kawasaki". Ha sobrevivido valientemente al momento solitario de su tratamiento y se ha recuperado por completo.

Desde entonces, estas quejas se han observado con mayor frecuencia en todo el mundo en niños que han dado positivo en la prueba del virus.

Los dos fallecidos eran, por un lado, un vecino de 60años que siempre había estado oficialmente sano. Se le dio positivo en la prueba del virus, pero no tuvo síntomas visibles en ese momento y fue puesto bajo cuarentena doméstica para curarse a sí mismo. Unos días más tarde, y todavía relativamente en buen estado, sus parientes lo encontraron en su cama por la mañana - había muerto durante la noche.

El otro fallecido era un médico, y lo conocí durante 25 años. Tenía un resfriado suave, que él mismo había clasificado como tal. Sólo un pequeño resfriado con una ligera tos, de lo contrario no sintió ninguna otra molestia durante varios días, como me dijeron.

También él fue sacado repentina y inesperadamente de su vida de la noche a la mañana.

Lo mismo le pasó a otras personas: en el estado estadounidense de Nueva York, alrededor de 12.000 personas murieron a causa del nuevo virus corona a finales de abril de 2020.

Las imágenes de la ciudad fantasma de la ciudad de Nueva York aparecieron en todas las noticias y recordaban una película de terror.

Los hospitales estaban tan congestionados que los barcos del hospital militar tuvieron que apresurarse en ayuda.

El fabricante de automóviles General Motors estaba obligado por la Ley de Armas de Guerra a producir ventiladores y muchos artistas conocidos formaron una gala de recaudación de fondos a través de Internet.

La Torre Eifel de París era una metrópolis mundial abandonada. En Francia, había una barrera de salida controlada por la policía. Cada ciudadano tenía que llevar un "pasaporte" válido. Tenía que quedar claro por qué y dónde se movía uno.

En España, a las personas no se les permitía salir de sus hogares en absoluto, excepto por los pocos que seguían trabajando y comprando.

Mi tía de 84 años se atrevió a salir de su casa después de semanas de aislamiento, alrededor de las 11 de la noche. Nadie podía ser visto y finalmente quería respirar aire fresco de nuevo. El paseo de unos minutos de duración le costó varios cientos de euros...

En Italia, la capital Roma quedó huérfana y el Papa Francisco celebró la Misa de Pascua sin creyentes en la Plaza de San Pedro.

Vladimir Putin decidió "cerrar" su país durante todo el mes de abril, y la Unión Soviética se hundió en un completo silencio, al igual que Lisboa/Portugal y la mayoría de las ciudades de América del Sur.

Mi médico decidió en abril de 2020 tratar a varios pacientes de Covid-19 en persona en sus hogares. Su acción comenzó con una visita a casa de una anciana que se sentía enferma y se dio positivo para el virus de la corona. Vestido con un traje protector, trató a otros pacientes de Covid-19 en las semanas siguientes, que tampoco tuvieron que ir a un hospital.

Todos sobre- vivieron a la enfermedad y le agradecieron mucho su intervención y ayuda.

El mismo no estaba infectado porque había tomado las precauciones necesarias.

A finales de la primavera de 2020, los gobiernos de la mayoría de los países del mundo crearon diversas normas y conceptos de higiene que todas las empresas y particulares tenían que implementar, de modo que no habría una segunda oleada de enfermos después del final del cierre en Europa en el verano de 2020.

Las tiendas introdujeron separaciones de plexiglás para proteger a los empleados que trabajaban expuestos con el tráfico público.

Los visitantes de restaurantes, peluquerías o estudios de sol tenían que dejar sus direcciones para el seguimiento de contactos.

A menudo había "porteros" frente a los supermercados, que comprobaban que todo se mantenía correctamente.

Las máscaras respiratorias deben ser usadas por cualquier persona que estuviera en espacios públicos cerrados. Dado que había una escasez mundial de máscarillas médicas, la mayoría de la gente utiliza máscaras de tela simples. Su efecto protector no es ni mucho menos tan alto como es el caso de las máscaras de nano- plata o FFP2.

En los Estados Unidos, el afroamericano George Floyd murió el 25 de mayo 2020 durante un control policial.

Un oficial de policía se arrodilló en su cuello durante ocho minutos y el hombre lentamente sofocante suplicó hasta que su muerte fuera liberada porque no podía respirar.

Después de este incidente, hubo graves disturbios y protestas en todo Estados Unidos. Las imágenes tomadasnpor las cámaras de vídeo fueron alrededor del mundo.

Semanas de manifestaciones mundiales contra la violencia policial y el racismo bajo el lema "Black Lives Matter" siguieron.

Durante los meses de verano, que estaban siendo demasiado secos de nuevo, la vida en Europa volvió gradualmente a la normalidad, se abrieron fronteras y se aprobaron las vacaciones. Como antes, las personas volaban por todo el mundo, los hoteles y restaurantes finalmente tuvieron huéspedes de nuevo y estaban felices por su "libertad" recuperada.

Muchas personas se sintieron a salvo de la infección por el virus Corona, a pesar de que mató a miles de personas al día en los Estados Unidos y Brasil al mismo tiempo.

El difunto tuvo que ser "almacenado" en camiones frigoríficos frente a los hospitales durante días, porque las instituciones funerarias estaban simplemente demasiado sobrecargadas.

A veces no había entierros, sólo fosas comunes.

El presidente de Brasil, Jair Bolsonaro, también enfermó de Corona, pero por lo tanto no cambió su política. Continuó apoyando la destrucción de la selva amazónica, que ha perdido aproximadamente la mitad de su tierra en los últimos 70 años.

Una explosión catastrófica tuvo lugar en el puerto de Beirut/Líbano, hiriendo a más de 6.000 y matando a unas 180 personas.

En septiembre, el abarrotado campo de refugiados "Moria" en la isla griega de Lesbos se incendió y miles de solicitantes de asilo de repente se quedaron sin hogar.

En los Estados Unidos, el virus se reunió con el presidente Donald Trump, quien se sometió a un tratamiento hospitalario de 650.000 dólares y fue dado de alta para la salud.

Al mismo tiempo, varios grupos formados en toda Europa, coloquialmente denominados "Negadores de Corona ", y estos cuestionaron la existencia del

SARS-CoV-2. Según algunos de ellos, el virus fue transmitido a través de la nueva red telefónica G5, y otros sospecharon de una conspiración mundial por parte de los gobiernos para diezmar a la humanidad.

Bill Gates, el bien conocido fundador de Microsoft, también debería ser cómplice del desastre. A través de su donación de varios cientos de millones de dólares, que estaba destinado a avanzar en el desarrollo de vacunas, propagaron la siguiente sospecha: se planeó utilizar la vacuna para proporcionar a las personas un chip electrónico para que pudieran ser controlados remotamente por él y los gobiernos.

Otros grupos se llamaban a sí mismos "pensadores cruzados" que veían un peligro en el virus, pero se decía que era tan mínimo que no valía la pena mencionarlo.

Se llevaron a cabo innumerables demostraciones, algunas de ellas con miles de participantes, a menudo sin higiene que se observara. También puso en peligro a los agentes de policía que tuvieron que acompañar tales eventos.

Mientras que las empresas de Alemania y otros países europeos, a menudo con altas apuestas financieras, lo intentaron todo para minimizar el riesgo de contagio para sus clientes y empleados, estas manifestaciones fueron declaradas legalmente válidas por los tribunales.

Mientras que en los Estados Unidos y América del Sur varios miles de personas por día todavía murieron con y debido al SARS-CoV-2, la mayoría de los países asiáticos, así como Nueva Zelanda, habían logrado una contención de la enfermedad casi al 100%.

No causó muertes tan altas, ni la economía sufrió daños significativos.

Tal vez sus modelos deben ser examinados más de cerca y, al menos en parte, copiados?

DE NOVIEMBRE A DICIEMBRE DE 2020

A partir del 02 de noviembre de 2020, Alemania estaba en una "pequeño apagado" ya que el número de infecciones que habían disminuido durante los meses de verano, volvió a aumentar drásticamente.

En los Estados Unidos de América, Donald Trump fue expulsado del cargo, y el nuevo presidente democratico, Joe Biden, prometió un liderazgo político diferente al de su predecesor.

Las vacunas de BioNTech y Pfizer han entrado en la revisión regulatoria de los Estados Unidos, al igual que Moderna y AstraZeneca.

La vacuna china, el "virus muerto", se ha probado en los Emiratos Arabes Unidos y ya se ha administrado en la propia China.

En Dinamarca y otros países, millones de visones que llevaban una nueva variante del virus corona, fueron asesinados por precaución. Se temía que esto pudiera saltar sobre los humanos. Los animales en sí estaban haciendo bien...

Un terrorista mató a cuatro personas e hirió a muchas más en la carretera abierta durante un alboroto en Viena /Austria. Más tarde fue identificado como un partidario de EI, y también hubo búsquedas de otros sospechosos en Alemania después del ataque.

El 16 de diciembre 2020, se introdujo un segundo "apagado duro" en Alemania, ya que el número de muertes aumentaba a diario. Las muertes ascendieron a unas 950 personas por día a mediados de mes. No había más camas de cuidados intensivos en algunas ciudades y los pacientes fueron rechazados debido a la falta de opciones de tratamiento. El personal médico ha estado trabajando al borde del agotamiento durante algún tiempo.

El estado de ánimo general de la gente parecía haber empeorado significativamente de lo que había sido unos meses antes. Varias veces en las últimas semanas, yo personalmente había experimentado cómo los negadores de máscaras en un vagón de metro habían tosido repetidamente a otras personas y se burlaban de los portadores de máscaras.

En una ocasión, este comportamiento llevó a una pelea, en la que yo mismo estaba involucrado. Terminó con un arresto de los negadores de máscaras y ese día me di cuenta de lo en forma que me había vuelto de nuevo!

El período prenavideño estuvo marcado por la falta de mercados navideños, zoológicos cerrados, museos, cines y teatros.

Una vez más, un corte de pelo no era posible y aquellos que querían comprar regalos de Navidad, sólo podían hacerlo a través de Internet, porque el comercio minorista también había cerrado sus puertas.

Una nueva mutación viral más contagiosa apareció en Gran Bretaña y se cortaron todos los enlaces de transporte.

También, en Sudáfrica, la misma variante del virus SARS-CoV-2 apareció y causó una prohibición de entrada.

Los servicios divinos para navidad se celebraban a pequeña escala o sólo a través de Internet.

Todas las celebraciones familiares fueron completamente "rediseñadas" por instrucciones del gobierno y los fuegos artificiales en la víspera de Año Nuevo fueron prohibidos.

Todo el mundo estaba esperando un cambio positivo en 2021, cuando la vacunación de los primeros grupos de población iba a comenzar.

EL VIRUS

La primera confirmación oficial así como las primeras muertes relacinadas con el nuevo Corona virus aparecieron en la metrópolis de Wuhan en China en diciembre de 2019. Según fuentes chinas, se produjeron con los visitantes de un mercado donde se ofrecían animales de todo tipo para el consumo.

Había, por ejemplo, muchos serpientes, cocodrilos, y murciélagos.

La ciudad también alberga un laboratorio de alta seguridad, llamado el "Instituto de Virología Wuhan / Academia China de Ciencias". En esta instalación, las bacterias y virus mortales se "almacenan" con fines de investigación.

Los científicos nombraron el nuevo virus SARS-CoV-2 y la enfermedad que causó se llamó Covid-19.

Al comienzo de la pandemia mundial, se sabía muy poco sobre el virus potencialmente mortal, que se describió como la activación de una enfermedad pulmonar.

En el transcurso de 2020, se supo que no era así y que, en principio, todos los órganos vitales podían verse afectados.

El virus penetra en el cuerpo a través de las vías respiratorias (pero no solamente), el torrente sanguíneo y a través de "células endoteliales" entra en los órganos. Allí puede *dañar o incluso destruir* la capa celular de las "células endoteliales" existentes en la superficie interna de la sangre y los vasos linfáticos y crear una *inflamación*.

Estas células entonces no pueden descargar *oxígeno* y nutrientes en los órganos.

Pueden *originarse problemas cardiovasculares y insuficiencia orgánica.*

Los investigadores en el mundo entero estudiaron a personas que murieron de Covid-19 y descubrieron *coágulos de sangre* en los vasos de varios órganos.

También descubrieron la *inflamación* de la piel interna del vaso.

Las células endoteliales están involucradas en el *control de la presión arterial, el flujo sanguíneo y la coagulación de la sangre.*

Incluso alergias de todo tipo podrían conducir a un problema en los infectados, ya que el sistema inmunitario de los alérgicos no reacciona 100% correctamente y las reacciones excesivas pueden desencadenar una tormenta de citoquinas potencialmente mortal. Básicamente, el patógeno puede afectar a personas de todas las edades.

Las personas con afecciones preexistentes o de la tercera edad son más propensas a experimentar un curso grave o fatal.

Sin embargo, muchas personas a menudo ni siquiera saben que tienen una condición preexistente que puede convertirse en un problema ...

¿Qué se puede hacer?

Tal vez, los médicos de familia deberían llevar a cabo un tratamiento personal de los pacientes, en lugar de simplemente hacer diagnósticos telefónicos, enviar los certificados de incapacidad por trabajo por correo y simplemente enviar a los enfermos a cuarentena sin más atención? Tal vez todos los pacientes deben estar mejor informados sobre los riesgos inminentes de los coágulos de sangre peligrosos y la posible tormenta de citoquinas?

La trombosis y las embolias son causadas por pequeñas partículas de sangre coaguladas que pueden desencadenar un ataque cardíaco o accidente cerebrovascular.

La rapidez con la que la sangre asume un factor de coagulación peligrosamente alto varía individualmente.

Cada persona tiene sus propios valores normales. Para algunas personas, son por estándar más alto que para otros y por lo tanto podrían conducir a un curso peligroso más rápidamente.

¿Quién ya conoce sus propios valores normales para poder estimar su peligro??

La presión arterial aumenta debido a la sangre engrosada en las venas y arteries, porque el corazón necesita utilizar más fuerza para transportarlo a través del cuerpo.

La tormenta de citoquinas es una reacción excesiva violenta del sistema inmunitario a un patógeno y puede conducir a la inflamación en todo el cuerpo. Puede ocurrir en todo tipo de enfermedades, no sólo infección por SARS-CoV-2.

Tal vez los exámenes ya deben tener lugar en los consultorios del médico con el fin de determinar la coagulación de la sangre y los factores inflamatorios desde el principio para prescribir los medicamentos adecuados por el médico de familia?

En los hospitales, *la heparina, un anticoagulante y la dexametasona, una preparación de cortisona,* se utilizan ampliamente en pacientes con Covid-19. Sin embargo, la enfermedad a menudo ha avanzado hasta el punto en que la ayuda llega demasiado tarde.

Al principio de la enfermedad, como con migo, la aspirina probablemente ayudaría igual de bien. Hay suficientes medicamentos que diluyen la sangre.

La aspirina es sólo una de ellas.

La cortisona ciertamente no es necesaria en todos los pacientes, pero el control de la CRP (niveles de inflamación) durante la enfermedad podría proporcionar pistas sobre el estado inflamatorio respectivo del paciente.

La implementación sólo sería una cuestión de organization - trajes de protección para los empleados también pueden estar disponibles en un consultorio médico normal, no sólo en los hospitales.

También se podrían establecer tiempos especiales de recepción para aquellos que sufren de Covid-19 para eliminar el riesgo de contagio a otros pacientes.

En cualquier caso, no podemos seguir como antes. ¡No basta con poner en cuarentena a la gente y dejarlas en sus propios dispositivos!

¡YES, WE CAN!

Afortunadamente, estoy completamente sano de nuevo y no tengo ningún daño consecuente causado por mi enfermedad, como es el caso de otras personas. Huelo los gases de escape de los coches en el aire de nuevo y el café de la mañana sabe muy bien.

El plato precocinado durante mi enfermedad con la especia "Chili- extra- picante" ha demostrado ser absolutamente inídible después de mi recuperación – ardiente, como un plato para dragones!

La tos permaneció hasta mayo de 2020, y una fatiga severa llevó a una mayor necesidad de dormir durante unas semanas.

Mis déficits de memoria durante la fase pico de la enfermedad sólo eran perceptibles para mis amigos y afortunadamente desaparecieron por completo en mayo.

Después de que el investigador de todo el mundo se ha enterado de que SARS-CoV-2 realmente causa todos los síntomas (¡y más!) que tenía, sé que mi rara alergia realmente me advirtió sobre la tormenta de citoquinas ya comenzando durante mi infección por corona... Junto con los extraños "hematomas" y el desaparecido sentido del olfato y el gusto, eran realmente demasiado llamativos!

¿Quién sabe qué habría pasado si mi sistema inmunológico ya exagerado hubiera aumentado aún más?!

Sólo puedo confirmar que se trata de una enfermedad potencialmente mortal que puede tomar un curso serio durante la noche. Mi suerte fue haber aprendido mucho sobre medicina y medicación de mi padre, y también estaba muy interesado en el tema. Fue sólo por esta razón que fui capaz de reconocer y tratar los coágulos de sangre yo mismo.

También eran claramente visibles en mi mano y en mi dedo del fondo, lo que no es necesariamente el caso con otras personas.

Se pueden formar coágulos sanguíneos en las venas profundas de las piernas y permanecer sin movimientos aumenta el riesgo de contraerlas.

En mi juventud, a menudo maldije mi rara alergia porque había restringido mi estilo de vida en los calurosos meses de verano. Sólo la cortisona podría detener la formación de urticaria en todo el cuerpo, pero este medicamento tiene efectos secundarios en la terapia a largo plazo. Siempre lo he tomado con precaución y sólo por necesidades reales.

¡Ahora estaba más que feliz de haberlo tenido a mano!

Todos estamos llamados y cada individuo es indispensable para combatir la propagación del virus Corona. Desafortunadamente, el sistema de salud y la economía también habían sido puestos en riesgo por un sector de la población.

No se trata sólo de organizaciones como el "pensamiento cruzado" o similar en todo el mundo, sino de personas completamente normales de todas las edades. A pesar de toda la información sobre las vías de contagio del virus Corona, todavía no han interiorizado el hecho de que ponen en peligro no sólo a sí mismos, sino también a su familia, amigos, colegas de trabajo y vecinos a través de su comportamiento.

La sensación de mantener la distancia de 1,50-2,00 metros, máscaras médicas y reglas generales de higiene aparentemente aún no se ha entendido.

¡Los virus de una enfermedad respiratoria se transmiten principalmente por vía aérea!
Desinfectar las manos se utiliza para prevenir la posible transmisión del virus a través del sudor!
Asintomáticamente significa que no hay síntomas / quejas, pero la enfermedad está presente y por lo tanto el medio ambiente puede ser infectado!

En el peor de los casos, sin replantearse ni otras acciones: muchas más muertes, innumerables insolvencias, número insospechado de desempleados, subastas forzadas de bienes inmuebles, desplomes bursátiles, quiebras bancarias y consecuencias a largo plazo de las personas infectadas por la enfermedad.

Incluso un estado puede quebrar, como ha demostrado la ayuda al rescate para España, Italia y Grecia. Pero estos son sólo unos pocos...

Es posible que los estudiantes no todos puedan aprender de casa.

Los creadores de la cultura estarán en el precipicio.

Por no hablar de los posibles problemas psicológicos que una parte de la humanidad puede sufrir como resultado de un cierre, como las personas en residencias de ancianos o niños pequeños, que a menudo no pueden entender el significado de las medidas.

Del mismo modo, sería terrible que los médicos tuvieran que decidir sobre un "triage" debido a demasiado personal enfermo o a unidades de cuidados

intensivos desbordados/ llenos en los hospitales.
La palabra triage significa que se hace una "selección".

En última instancia, cualquier persona puede verse afectada por esta "selección" - incluso un accidente automovilístico, accidente cerebrovascular o ataque cardíaco puede requerir tratamiento en una unidad de cuidados intensivos.

¿Quién recibirá ayuda vital en este caso si no hay camas de cuidados intensivos o el personal especializado necesario?

La decisión sobre esta "selección" plantea en el peor de los casos la pregunta: ¿quién sobrevivirá y quién morirá...?

O todos los humanos creamos esto juntos cambiando la forma en que actuamos, repensando y tomando más consideración, o mucha gente se hundirá!

Todas las consecuencias de la pandemia corona, del posible nuevo cierre y medidas no son previsibles sin otras decisiones que antes - en todo el mundo!

El libro existe en diferentes idiomas y también como libro electrónico.

Español:	Corona ! Odisea de una infeccion
Deutsch:	Corona Infektion! Die Odyssee
English:	Corona Infection! The Odyssey
Francais:	Corona! Infection et Odyssée

SOBRE EL AUTOR

Inès D´Alena creció en una familia española – alemana. Actualmente vive en una gran ciudad de Alemania.

Ha vivido en otros países antes, ha viajado mucho y está comprometida políticamente.

Escribir siempre ha sido una de sus aficiones, incluyendo deportes, música y animales.

Habla varios idiomas y ella misma traduce sus libros.

65